RAPPORT

ADRESSÉ

A M. LE PRÉFET DE LA LOIRE-INFÉRIEURE

SUR

L'ÉPIDÉMIE DE FIÈVRE TYPHOÏDE

OBSERVÉE A NANTES

PENDANT LE PREMIER SEMESTRE DE L'ANNÉE 1894

PAR

LE Dr G. BERTIN

Médecin des épidémies

« La vie est sans prix ; une municipalité ne saurait donc faire de trop grands sacrifices, soit pour la défendre, soit pour la garantir contre les causes de destruction qui, à chaque instant, la menacent. »

BALDWIN LATHAM.

NANTES,

IMPRIMERIE DE Mme Ve CAMILLE MELLINET, PLACE DU PILORI. 5.

L. MELLINET ET Cie, SUCCrs.

—

1894

RAPPORT

ADRESSÉ

A M. LE PRÉFET DE LA LOIRE-INFÉRIEURE

SUR

L'ÉPIDÉMIE DE FIÈVRE TYPHOÏDE

OBSERVÉE A NANTES

PENDANT LE PREMIER SEMESTRE DE L'ANNÉE 1894

PAR

LE Dr G. BERTIN

Médecin des épidémies.

« La vie est sans prix ; une municipalité ne saurait donc faire de trop grands sacrifices, soit pour la défendre, soit pour la garantir contre les causes de destruction qui, à chaque instant, la menacent. »

BALDWIN LATHAM.

NANTES,

IMPRIMERIE DE Mme Ve CAMILLE MELLINET, PLACE DU PILORI, 5.

L. MELLINET ET Cie, SUCC^rs.

1894

Nantes, le 13 août 1894.

A Monsieur le Préfet de la Loire-Inférieure.

Monsieur le Préfet,

Dans l'étude sur la situation sanitaire de Nantes, pendant l'année 1893, que nous avons eu l'honneur de vous adresser et dont nous avons fait parvenir un exemplaire à MM. les Membres du Conseil général et à MM. les Membres du Conseil municipal, nous disions : En 1893, le chiffre des décès a dépassé de 1,299 celui des naissances.

De plus, la moyenne des décès, pendant ces dix dernières années, a été de 26 décès pour 1,000 habitants, chiffre qui indique, pour Nantes, une mortalité plus grande que celle qui est donnée par la moyenne générale, en France, qui oscille de 18 à 22 décès pour 1,000 habitants.

Certes, on pouvait accuser, comme cause de cette mortalité élevée, les dernières épidémies : influenza, variole, choléra, qui avaient sévi dans notre ville, pendant l'année 1893, avec une certaine intensité.

Mais depuis le 1er janvier 1894, bien que la situation sanitaire de Nantes parût, au premier examen, être assez bonne, un certain nombre de fièvre typhoïde a été constaté et le chiffre des décès causés par cette maladie m'a paru s'élever dans une proportion assez forte pour m'autoriser à appeler de nouveau votre attention sur le déplorable état sanitaire de Nantes, soit au point de vue de la pureté de l'eau distribuée aux habitants, soit au point de vue de la contamination du sous-sol par les fosses d'aisance non étanches, par l'absence d'égouts permettant l'écoulement facile et complet de toutes les déjections.

Nous ne saurions trop, Monsieur le Préfet, appeler toute votre sollicitude sur la gravité de cette situation déplorable qui est, pour nous, une cause presque certaine de l'existence à l'état endémique et parfois à l'état épidémique de la fièvre typhoïde dans notre cité.

En effet, Monsieur le Préfet, cette mortalité par la fièvre typhoïde a des conséquences fort graves, car elle s'adresse surtout à la population jeune, adulte, qui doit être la plus protégée, puisqu'elle est la source féconde des générations futures et qu'elle est alors celle qui doit s'opposer le plus à la dépopulation de la France ; aussi nous croyons qu'elle mérite, par ces raisons, une protection très efficace et très sérieuse.

Les tableaux que j'ai l'honneur de mettre sous vos yeux vous permettront, Monsieur le Préfet, de constater d'abord le nombre des cas de fièvre typhoïde observés dans la ville de Nantes depuis le 1er janvier 1894, la proportion des décès, les mois pendant lesquels ils se sont produits et les quartiers où ils ont été observés et où ils ont été les plus nombreux.

Tableau.

Etat numérique des cas de fièvre typhoïde survenus du 1er janvier au 31 juillet 1894.

Cantons.	Janvier.		Février.		Mars.		Avril.		Mai.		Juin.		Juillet.		Récapitulation.	
	Nombre de		Nombre de		Nombre de		Nombre de		Nombre de		Nombre de		Nombre de		Nombre de	
	cas.	décès.	cas.	décès.	cas.	décès.	cas.	décès.	cas.	décès.	cas.	décès.	cas.	décès.	cas.	décès.
1er	4	»	5	»	2	1	5	»	2	»	1	»	1	»	20	1
2e	»	»	2	1	2	1	»	»	3	1	2	»	1	»	10	3
3e	2	»	3	»	»	1	2	»	1	»	3	»	»	»	11	1
4e	3	2	»	»	1	»	4	2	6	2	2	2	2	»	18	8
5e	1	»	2	1	7	»	10	»	14	4	4	3	4	»	42	8
6e	1	»	2	1	3	1	6	1	13	»	6	1	1	1	32	5
Totaux..	11	2	14	3	15	4	27	3	39	7	18	6	9	1	133	26

Ainsi depuis le 1er janvier 1894 au 31 juillet :

133 cas de fièvre typhoïde { 58 hommes. — 75 femmes. — 133

décès.. Hommes.. 11 — Femmes.. 15 — décès............ 26

*

Mortalité pour 100, 19,51, qui dépasse de beaucoup la mortalité moyenne observée dans les hôpitaux de Paris, laquelle ne s'élève qu'à 12,66 sur 100 cas de fièvre typhoïde, d'après la statistique relevée par M. Merklen pendant ces huit dernières années.

Les mois d'avril, mai, juin ont fourni le contingent le plus élevé et le mois de mai a présenté lui seul 39 cas de fièvre typhoïde, sur lesquels on a observé 7 décès, soit une mortalité de 21,21 °/oo, chiffre plus élevé et qui indique une gravité beaucoup plus grande que celle des autres mois.

Le caractère épidémique s'est affirmé par l'apparition successive de nombreux cas de fièvre typhoïde dans les maisons situées dans les rues du 5e et du 6e arrondissement. En effet, sur les 133 cas de fièvre typhoïde observés dans toute la ville, 74 cas appartiennent aux 5e et 6e cantons.

Le tableau ci-joint montre que beaucoup de ces rues ont eu des maisons visitées par cette fièvre, que même, dans quelques-unes de ces rues, les cas de fièvre typhoïde apparaissaient dans des maisons dont les numéros se suivaient ; parfois les mêmes maisons ont eu successivement des malades typhiques ; ainsi, nous voyons le n° 2 de la rue Voltaire avoir 3 cas de fièvre typhoïde ; le n° 11 de la rue Racine, 3 cas ; le n° 2 de la rue de Bréa, 4 cas ; le n° 5 de la rue de Bréa, 5 cas ; le n° 13 de la rue Fourcroy, 2 cas ; le n° 3 du chemin de Couëron, 2 cas ; le n° 4 de la rue Anizon, 3 cas ; le n° 6 de cette même rue, 2 cas ; le n° 8 de la rue Urvoy de Saint-Bedan, 3 cas.

Plusieurs cas, cités comme s'étant produits dans la même maison, ont été constatés soit sur les domestiques, soit sur les membres de la même famille, mais beaucoup aussi appartenaient à des personnes habitant des étages différents.

Il est surtout important de faire remarquer que presque toutes les rues voisines du quartier Graslin ont fourni un nombre assez élevé de fièvre typhoïde ; c'est ainsi que la place de la Monnaie, la rue Anizon, la rue de Gigant, la rue Gresset, la rue Voltaire, la rue des Cadeniers, la rue Racine, la rue Franklin, le boulevard Delorme ont vu apparaître des cas de fièvre typhoïde, alors que les autres quartiers de la ville en présentaient peu ou point.

Tableau.

ÉTAT numérique des cas de fièvre typhoïde constatés dans les 5e et 6e cantons de Nantes, depuis le 1er janvier 1894.

Places, rues et quais.	Numéros.
5e CANTON.	
Dugommier	4
Voltaire	2
Voltaire	2
Voltaire	2
Voltaire	4
Fosse	69
Fosse (quai)	Navire.
Fosse (quai)	Navire.
Fosse (quai)	Navire.
Graslin (place)	3
Graslin (place)	5
Falconnet(cour Richard)	»
Crébillon	2
Delorme (boulevard)	31
Delorme (boulevard)	18
Delorme (boulevard)	21
Cadeniers	5
Corneille	1
Racine	11
Racine	11
Racine	11
Lafayette	16
Mondésir (place)	»
Franklin	2
Franklin	7
De Bréa	2
De Bréa	2
De Bréa	2
De Bréa	2
De Bréa	2
Felibien (passage)	»
Fourcroy	13
Fourcroy	13
Deshoullières	21
Marceau	8
Harrouys	2bis
Cambronne	2
Cambronne	9
Gresset	7
Bouchaud (avenue)	»
6e CANTON.	
De la Hautière	37
De Gigant	7
De Gigant	7
De Gigant	13
De Gigant	39
De la Monnaie (place)	1
De la Monnaie (place)	2
De la Monnaie (place)	3
De la Monnaie (place)	5
De la Rosière	24
De la Rosière	33
Massillon	2
De Couëron (chemin)	3
De Couëron (chemin)	3
Anizon	4
Anizon	4
Anizon	6
Anizon	6
Fosse (quai)	85
Abbé de l'Epée	»
Allard (avenue)	3
Beaumanoir	11
Urvoy de Saint-Bedan	8
Urvoy de Saint-Bedan	8
Urvoy de Saint-Bedan	8
Lamoricière	2
Roi Baco	4
Bonne-Louise	14
Kléber	4

Ce fait, facile à vérifier par l'examen du tableau ci-dessus qui énumère toutes les rues du 5e et du 6e arrondissement dans lesquelles on a eu à constater des cas de fièvre typhoïde, avait, à plusieurs reprises, appelé mon attention et j'ai cru devoir signaler à M. le Maire l'existence d'une épidémie de fièvre typhoïde dans ce quartier, due très probablement à la mauvaise qualité de l'eau distribuée aux habitants, soit par la Compagnie des Eaux, soit par des puits contaminés.

En effet, par suite de la situation élevée de ce quartier, nous pensions que l'eau fournie par la Compagnie devait subir un ralentissement de sa marche dans les conduits, et comme nous supposions que tous ces tuyaux étaient tapissés, à leur intérieur, de dépôts de matière incrustante, très riche en produits organiques, on avait le droit d'admettre que le lavage de ces produits en fermentation devait fatalement infecter plus ou moins l'eau distribuée aux habitants, soit par les bornes-fontaines, soit par les tuyaux destinés aux habitations.

Ensuite une plainte de M. Verger, propriétaire, place de la Monnaie, accusant un urinoir public de l'infection de l'eau distribuée à ses locataires parmi lesquels plusieurs cas de fièvre typhoïde avaient été constatés, dont 2 suivis de décès ; il était nécessaire de rechercher les causes d'insalubrité.

M. le Maire ordonna une enquête et la prise de divers échantillons d'eau qui furent soumis à l'analyse chimique de M. le professeur Andouard.

Voici le résultat de ces analyses :

1° L'eau des puits de la place de la Monnaie, n° 1, et de la place de la Monnaie, n° 5, renfermait :

	Place de la Monnaie, 1.	Place de la Monnaie, 5.
Matières organiques. . .	0g,007	0g,006
Ammoniaque	traces.	traces.

Observations. — L'eau du puits n° 1 est souillée par des infiltrations de nature animale. Elle est impropre aux usages alimentaires.

L'eau du puits n° 5 est seulement suspecte ; cependant il sera toujours plus prudent de la faire bouillir au préalable.

Signé : Andouard.

Aussitôt, M. le Maire mit en demeure le propriétaire du n° 1 de fermer immédiatement son puits, de façon qu'on n'y puisse prendre de l'eau pour quelque usage que ce soit.

Le propriétaire du n° 5 fut invité également à curer sans délai son puits, conformément aux prescriptions de l'arrêté municipal du 8 juillet 1837, article 31.

2° L'eau du puits de la maison n° 3, place de la Monnaie, renfermait :

Matières organiques . . .	0g,177
Ammoniaque	traces.

Observations. — Cette eau est extrêmement impure. Elle est souillée par des infiltrations abondantes d'origine animale. Il serait dangereux de la faire servir aux usages alimentaires.

Signé : Andouard.

Le 22 mai, par ordre de M. le Maire, la pompe de ce puits fut cadenassée, la clef remise entre les mains du concierge, avec défense de permettre l'usage de cette eau.

3° L'eau des puits de la rue de Gigant, 13, et de la place de la Monnaie, 4, renfermait :

	Rue de Gigant, 13.	Place de la Monnaie, 4.
Matières organiques. . .	0g,006	0g,004
Ammoniaque	traces.	traces.

Observations. — L'eau de la rue de Gigant est ammoniacale et surchargée de chlore, par suite, non potable. Pour la même raison, celle de la place de la Monnaie est également suspecte. Ces deux eaux ne peuvent servir à l'alimentation dans l'état actuel.

Signé : Andouard.

4° L'eau des puits place de la Monnaie, renfermait :

	N° 2.	N° 6.	N° 7.
Matières organiques.	0g,010	0g,006	0g,006
Ammoniaque. . . .	traces.	traces.	traces.

Observations. — Les eaux des puits n° 2, n° 6, contiennent de petites quantités de matières putrescibles. Elles ne sont pas potables.

L'eau du puits n° 7 est un peu meilleur. Cependant le chlore et les matières organiques y sont en excès et la rendent suspecte. Il ne serait pas prudent de la boire sans la faire bouillir.

Signé : ANDOUARD.

L'usage de ce puits fut défendu par M. le Maire.

5° L'eau du puits rue Urvoy-Saint-Bedan, 8, renfermait :

Matières organiques . . .	0g,010
Ammoniaque	traces.

OBSERVATIONS. — Cette eau est lourde et très impure. Elle contient des matières organiques putrescibles. Elle ne saurait servir aux usages alimentaires.

Signé : ANDOUARD.

Le puits fut fermé.

6° L'eau du puits rue de Gigant (magasin des décors), renfermait :

Matières organiques. . .	0g,006
Ammoniaque	traces.

OBSERVATIONS. — Cette eau n'est pas propre aux usages alimentaires ; elle contient des infiltrations d'origine animale. Toutefois, sa souillure est faible. On pourrait peut-être la faire disparaître en recherchant son origine et en nettoyant le puits.

Signé : ANDOUARD.

Ainsi, dans tous ces puits, l'analyse chimique démontre la présence de matières organiques dont la teneur oscille entre 0f,006 et 0g,010. Aussi furent-ils tous fermés par ordre de M. le Maire ; mais comme tous les propriétaires affirmaient que leurs locataires n'en faisaient jamais usage et qu'ils se servaient tous de l'eau fournie, soit par les fontaines publiques, soit par la Compagnie des Eaux à laquelle ilsétaient abonnés, M. le Maire ordonna qu'un échantillon d'eau serait prélevé à la borne-fontaine, sise rue Anizon, à laquelle beaucoup d'habitants de cette rue venaient s'approvisionner.

Il est utile de rappeler ici que plusieurs habitants de cette rue avaient été atteints de fièvre typhoïde.

Le 30 mai, au moment où l'épidémie était en plein développement dans toutes les rues avoisinant la rue

Anizon, et, par conséquent, dans toutes les maisons voisines qui devaient recevoir une eau identique à celle fournie par la borne-fontaine ci-dessus désignée, une analyse chimique fut pratiquée, par M. Andouard, sur l'eau de cette borne-fontaine.

Voici les résultats :

7° L'eau de Loire, borne-fontaine rue Anizon, renfermait :

Couleur, odeur.	nulle.
Limpidité	incomplète.
Titre hydrotimétrique . .	12°.
Sels minéraux par litre .	0,140.
Matières organiques. . .	0g,022.
Chlore	0,015.

Observations. — L'eau de la rue Anizon est souillée par une proportion très forte de matières organiques. Ces matières organiques ne sont pas de nature putride, cependant elles rendent l'eau suspecte par leur excès. Cette eau ne peut servir à l'alimentation dans son état actuel.

Signé : Andouard.

Aussitôt M. le Maire fit fermer cette borne-fontaine.

Remarquons que cette eau est celle de la Loire, qu'elle est fournie par le Service, et que, par conséquent, la fermeture de cette borne n'a pas empêché la distribution d'une eau semblable dans les rues voisines.

En présence des résultats fournis par l'analyse chimique d'une eau distribuée par une fontaine publique, M. le Maire ordonna que des échantillons seraient pris dans les différents quartiers de la ville pour être soumis à l'examen chimique, afin de s'assurer de la qualité de l'eau fournie par la Compagnie et de déterminer sa richesse en matières organiques.

Ces nouvelles analyses étaient d'autant plus nécessaires que nous avions refait, à quelques jours de distance, une autre analyse de l'eau fournie par la borne-fontaine de la rue Anizon et que les résultats nous avaient encore donné de 0g,011 à 0g,012 de matières organiques, chiffre encore très élevé et qui nous faisait craindre que toutes les eaux distribuées à Nantes fussent aussi riches en produits organiques.

STATION AGRONOMIQUE DE LA LOIRE-INFÉRIEURE.

EAUX DE NANTES.

(22 juin 1894).

Nos	Nature.	Origine des eaux.	Matières organiques en acide oxalique.	Chlore.	Ammoniaque.	Nitrites.
1	Loire	En face la prise d'eau no 1	0.013	0.12	traces	traces
2	—	— — no 2	0.015	0.10	—	—
3	—	Au pont Tracktir no 1	0.015	0.10	—	—
4	—	— no 2	0.014	0.12	—	—
5	—	Aval du pont, ligne de jonction, rive gauche	0.014	0.10	—	—
6	—	— — rive droite	0.012	0.09	—	—
7	—	— — milieu	0.015	0.10	—	—
8	—	En face le puits Lefort, rive gauche	0.014	0.11	—	—
9	—	— — rive droite	0.015	0.09	—	—
10	—	Marché de la Petite-Hollande	0.013	0.09	—	—
11	Puits	Saint-Jacques, no 56	0.027	0.21	—	—
12	—	Jardin des Plantes	0.008	0.11	—	—
13	Source	Marché Talensac	0.012	0.68	—	—
14	Réservoirs	de la Compagnie, bassin nord	0.014	0.12	—	—
15	—	— — est	0.013	0.10	—	—
16	—	— — ouest	0.015	0.10	—	—
17	—	— — supérieur	0.012	0.10	—	—
18	—	de la Compagnie, bassin-citerne	0.012	0.09	—	—
19	Borne-fontaine	Rue Allonville	0.011	0.09	—	—
20	—	— Anizon	0.012	0.10	—	—
21	—	— Arche-Sèche	0.012	0.11	—	—
22	[illegible]	Quai Barbin	[illegible]	[illegible]	[illegible]	[illegible]

26	—	— Bastille	0.016	0.09	—	—
27	—	— de Bourgneuf	0.015	0.11	—	—
28	—	— Bon-Secours	0.012	0.12	—	—
29	—	Place Bretagne	0.015	0.10	—	—
30	—	Rue de Briord	0.013	0.09	—	—
31	—	— Boucherie	0.012	0.10	—	—
32	—	— des Carmélites	0.012	0.10	—	—
33	—	— Carterie	0.014	0.09	—	—
34	—	— Catherinettes	0.014	0.09	—	—
35	—	— Chalotais	0 013	0.09	—	—
36	—	Place du Change	0.013	0.10	—	—
37	—	Rue des Chantiers	0.011	0.11	—	—
38	—	— Châteaubriant	0.015	0.09	—	—
39	—	Chaussée Madeleine (en face l'hospice)	0.016	0.10	—	—
40	—	Chaussée Madeleine, nº 28	0.012	0.11	—	—
41	—	Rue Chevert	0.015	0.11	—	—
42	—	Quai des Constructions	0.013	0.09	—	—
43	—	Rue Copernic	0.012	0.08	—	—
44	—	— Corneille	0.011	0.09	—	—
45	—	— Cornulier	0.012	0.08	—	—
46	—	— Coulmiers	0.013	0.10	—	—
47	—	— Crucy	0.013	0.11	—	—
48	—	— Coutances	0.016	0.10	—	—
49	—	— Deurbroucq	0.011	0.08	—	—
50	—	— Deshoulières	0.012	0.09	—	—
51	—	— Deux-Voûtes	0.014	0.08	—	—
52	—	— Daubenton	0.012	0.08	—	—
53	—	— Dubreuil	0.012	0.09	—	—
54	—	— Emery	0.012	0.10	—	—
55	—	— Fouré	0.014	0.14	—	—
56	—	Place François II	0.012	0.09	—	—
57	—	Rue Garde-Dieu	0.012	0.10	—	—
58	—	— Garennes	0.012	0.08	—	—
59	—	— Grande-Biesse	0.013	0.11	—	—
60	—	— Harrouys	0.013	0.11	—	—

Nos	Nature.	Origine des eaux.	Matières organiques en acide oxalique.	Chlore.	Ammoniaque.	Nitrites.
61	Borne-fontaine	Rue Hautière	0.013	0.10	Traces.	Traces.
62	—	— Hauts Pavés (près rue Noire)	0.027	0.11	—	—
63	—	— — (passage Russeil)	0.013	0.07	—	—
64	—	— Hermitage	0.012	0.09	—	—
65	—	— Héronnière	0.012	0.10	—	—
66	—	— Industrie	0.015	0.10	—	—
67	—	— Kervégan	0.011	0.13	—	—
68	—	— Lamotte-Piquet	0.012	0.09	—	—
69	—	— Latour-d'Auvergne	0.012	0.11	—	—
70	—	— Launay	0.013	0.09	—	—
71	—	— Levesque	0.013	0.10	—	—
72	—	— Lieutenant Jehenne	0.012	0.12	—	—
73	—	— Maison-Rouge	0.012	0.12	—	—
74	—	Quai Marais	0.012	0.10	—	—
75	—	Rue Mellier	0.013	0.09	—	—
76	—	— Menou	0.012	0.09	—	—
77	—	— Miséricorde nº 20	0.011	0.10	—	—
78	—	— Montaudouine	0.012	0.10	—	—
79	—	— des Olivettes	0.014	0.10	—	—
80	—	Place la Paix	0.011	0.11	—	—
81	—	Rue de Paris-des-Chalâtres	0.012	0.10	—	—
82	—	Route de Paris	0.014	0.12	—	—
83	—	Rue Petit-Bacchus	0.014	0.11	—	—
84	—	— Petit-Bourgneuf	0.013	0.09	—	—
85	—	— Petite-Biesse	0.014	0.10	—	—
86	—	— Miséricorde	0.015	0.06	—	—
87	—	— Petits-Murs	0.012	0.09	—	—

91	—	Rue Port-au-Vin	[illegible]	[illegible]	—	—
92	—	— Prairie d'Amont	0.013	0.10	—	—
93	—	— Pré-Nian	0.012	0.08	—	—
94	—	— Rennes nº 19	0.012	0.09	—	—
95	—	— — (Croisic nº 1)	0.013	0.09	—	—
96	—	Place de la République	0.012	0.09	—	—
97	—	Rue Richebourg	0.014	0.11	—	—
98	—	— Roi Baco	0.013	0.09	—	—
99	—	— Richebourg	0.013	0.12	—	—
100	—	— Rubens	0.014	0.09	—	—
101	—	Place Saint-André	0.013	0.09	—	—
102	—	Rue Sainte-Catherine	0.014	0.08	—	—
103	—	Impasse Saint-Clément	0.013	0.14	—	—
104	—	Rue —	0.014	0.10	—	—
105	—	Place Saint-Félix	0.012	0.08	—	—
106	—	Rue Sainte-Marie	0.013	0.09	—	—
107	—	— Saint-Jacques	0.013	0.09	—	—
108	—	— Saint-Similien	0.013	0.07	—	—
109	—	— Saint-Vincent	0.012	0.11	—	—
110	—	— Saint-Donatien	0.013	0.09	—	—
111	—	— Sébastopol	0.012	0.12	—	—
112	—	— Talensac	0.014	0.09	—	—
113	—	— des Tanneurs	0.013	0.09	—	—
114	—	— Thiers	0.013	0.14	—	—
115	—	— Trois-Barils	0.014	0.10	—	—
116	—	— Trois-Ormeaux	0.014	0.08	—	—
117	—	— Toutes-Aides	0.013	0.10	—	—
118	—	— Vauban	0.012	0.07	—	—
119	—	— Vertais	0.014	0.14	—	—
120	—	Place Viarme	0.014	0.09	—	—
121	—	Rue Victor Hugo	0.012	0.13	—	—

Ces analyses prouvent qu'il n'y a pas une seule eau distribuée par la Compagnie des Eaux renfermant moins de 0g,010 de matières organiques ; que les réservoirs du service, que presque toutes les bornes-fontaines fournissent une eau dont la teneur en matières organiques oscille entre 0g,012 et 0g,015 ; que certaines fontaines publiques ont donné même 0g,016 (rue de la Bastille) et jusqu'à 0g,027 (rue des Hauts-Pavés).

Il est important de se rappeler que le Conseil supérieur de France, place comme suspectes les eaux qui renferment 0g,004 de matières organiques et comme mauvaises et non potables celles qui renferment plus de 0g,006 de ces matières ; or, toutes les eaux disribués à Nantes dépassent ce chiffre de plusieurs milligrammes.

Après ces observations, on comprend facilement les conclusions formulées par M. le professeur Andouard, lorsqu'il écrivait, à la fin de son rapport, à M. le Maire : « *Toutes ces eaux sont défectueuses ; elles contiennent trop de substances organiques et une partie de ces substances est de nature putride.*

» *Elles ne s'améliorent certainement pas en traversant la canalisation de la ville ; toutefois, c'est le fleuve lui-même qu'il faut surtout accuser.* »

Nous nous permettons de faire certaines réserves sur ces dernières conclusions et nous les discuterons au chapitre des analyses bactériologiques.

Quelles sont maintenant les conclusions que peuvent nous inspirer ces résultats donnés par l'analyse chimique ?

Nous voyons tout d'abord des puits dont la teneur en matières organiques ne dépassait pas 0g,006 être fermés par ordre administratif, tandis que de l'eau renfermant un minimum de 0g,010 à 0g,015 de ces matières, être, par autorisation municipale, distribuée tous les jours et à volonté à toute la population de Nantes.

Certes, on ne peut pas déduire de cette richesse en matières organiques des conclusions fermes, cependant comme le dit M. le Dr Duclaux (*Annales de l'institut Pasteur, n° 7*, 1894), cette étude quantitative de ces matières permet d'ajouter une nouvelle pièce, souvent intéressante, au dossier de l'instruction.

Il est évident qu'en dehors de ce chiffre indiquant la teneur brute en matières organiques, il eût été plus utile de dire en quoi elles consistaient. Mais cette dernière donnée est presque impossible dans l'état actuel de nos connaissances. Aussi pouvons-nous dire simplement que la présence de matières organiques, dans une eau alimentaire a une valeur symptomatique, car elle peut mettre sur la voie d'une pollution toujours dangereuse, même quand elle a passé longtemps inaperçue ; car en pareille matière, hier ne répond pas d'aujourd'hui et de demain.

C'est donc par leur origine, par leur fermentation et c'est à cause de leur *devenir* que ces matières organiques sont dangereuses et qu'il faut les éviter autant qu'on le peut.

Mais cette cause de pollution, aujourd'hui inoffensive, mais pouvant devenir demain très dangereuse ne se montre-t-elle pas tous les jours dans l'organisation de notre service d'eau ?

N'en trouvons-nous pas la preuve dans le maintien de la prise d'eau à un endroit déclaré, bien des fois par le Conseil d'hygiène, comme très dangereux pour la santé publique ?

Ne la trouvons-nous pas encore dans la distribution d'une eau contaminée par les déjections d'une population de 125,000 habitants, qui se rendent dans le fleuve où le reflux de la marée les reporte constamment dans l'endroit où l'eau alimentaire est puisée ?

Ne la trouvons-nous pas aussi dans le nombre considérable de microbes constatés dans l'eau de la Loire, dans la présence du bacille de choléra retrouvé dans l'eau des bornes-fontaines du quai des Constructions, de la rue du Roi Baco. (Voir notre *Etude sur la situation sanitaire de Nantes,* 1892) ?

N'en trouvons-nous pas encore la preuve dans l'apparition du choléra chez Mathilde Derouin, qui est devenue le point de départ d'une épidémie de choléra fort grave. (Voir notre *Etude sur la situation sanitaire de Nantes,* 1893) ?

Il suffira, Monsieur le Préfet, de vous signaler ces faits, pour que vous soyez comme moi frappé du danger que court ainsi la population de Nantes en s'alimentant avec une eau riche en matières organiques et dont le pouvoir pathogène peut être chaque jour augmenté, soit par suite de fermentations particulières provenant des détritus organiques, d'origine animale, déposés sur les parois des tuyaux, soit par suite de la contamination du sous-sol ; contamination qui, comme cela s'est passé au Havre, peut jouer aussi un grand rôle dans le développement d'une épidémie de fièvre typhoïde.

Mais, Monsieur le Préfet, nous ne voulons pas faire la critique de nos eaux alimentaires sans vous apporter toutes les preuves scientifiques à l'appui de notre opinion; aussi, aux résultats fournis par l'analyse chimique, nous voulons ajouter ceux qui nous ont été fournis par l'analyse bactériologique d'une eau distribuée aux habitants de la rue Gresset parmi lesquels un honorable magistrat, âgé de 37 ans, est décédé à la suite de la fièvre typhoïde contractée à l'époque où l'épidémie était en son plein développement et pendant laquelle les eaux de tout le quartier renfermaient une si forte proportion de matières organiques.

(Voir l'analyse chimique de l'eau de la borne-fontaine de la rue Anizon).

Dans le numéro du 15 août, *la Gazette médicale de Nantes,* journal du corps médical de l'Ouest, publie un article signé de notre distingué confrère, M. le docteur Rapin, sous le titre suivant :

Une analyse bactériologique de l'eau dans le 5e canton.

« Depuis le mois de février de cette année, un nombre assez élevé de cas de fièvre typhoïde ont été observés à Nantes. Plus spécialement localisés dans le 5e canton, ces cas, par leur nombre et aussi par la gravité qu'ils ont revêtue, ont pris le caractère d'une véritable épidémie et éveillé une légitime émotion.

» Il était intéressant de rechercher, dès lors, si l'eau desservie à ce canton pouvait être incriminée dans le transport de la fièvre typhoïde. Au mois de juin dernier, M. le professeur Andouard publiait le résultat d'une analyse chimique qu'il avait faite de l'eau d'une des bornes-fontaines de ce canton et signalait la proportion élevée de matières organiques qu'il y avait notées. J'ai tenu également à porter mes investigations au point de vue bactériologique et, le 13 juin, je prélevais *au domicile d'une des victimes de cette épidémie un échantillon de l'eau d'alimentation.*

» Voici les résultats de cette analyse :

» Au point de vue de la numération, je fus obligé, par suite de la liquéfaction des plaques, d'arrêter l'analyse au dixième jour et je pus noter alors que cette eau renfermait 28,300 bactéries par centimètre cube et à peu près autant de moisissures, ce qui porte le nombre total des germes à environ 56,000 par centimètre cube.

» Si l'on tient compte de la date relativement peu avancée à laquelle j'ai été contraint d'arrêter la numération, — date qui, d'après les auteurs et aussi d'après ce que j'ai observé par moi-même, n'a permis qu'à peine aux deux tiers des micro-organismes de se développer, — on peut se rendre compte de la teneur élevée de cette eau en micro-organismes.

» Mais ce qu'il importait de fixer dans cette analyse, c'était surtout le rôle de cette eau, au point de vue spécifique.

» Je me suis servi, dans ce but, de la méthode des milieux phéniqués, telle qu'elle est employée ordinairement par le docteur Chantemesse et, grâce à cette méthode, j'ai pu isoler un micro-organisme dont les caractères se rapprochent beaucoup du bacille de la fièvre typhoïde.

» Déjà sur les plaques destinées à la mensuration, j'avais remarqué plusieurs colonies *nacrées,* transparentes, à contours sinueux et présentant l'aspect des colonies de ce microbe.

» Les plaques obtenues avec les bouillons phéniqués au quatrième passage m'ont permis de retrouver ces mêmes colonies avec une netteté tellement grande qu'elles constituent *le type de la colonie typhique.* »

Ainsi, non seulement l'analyse chimique des eaux distribuées par le service de la Compagnie des eaux les classe en raison de leur teneur en matières organiques comme suspectes et dangereuses, mais encore l'analyse bactériologique détermine chez elle la présence d'un bacille pathogène, le bacille typhique, au moment où une épidémie d'une certaine intensité sévit dans un canton et dans l'eau distribuée comme eau d'alimentation à une maison dont un habitant meurt victime de la fièvre typhoïde et, par conséquent, victime de l'introduction de ce même bacille pathogène dans ses voies digestives par l'usage de l'eau que l'Administration municipale continue à fournir à toute la population.

Que dire alors des autres victimes décédées dans les rues voisines de la rue Gresset, de la rue Anizon ?

Dans un chapitre précédent nous avions signalé la possibilité d'une contamination des eaux fournies par la Compagnie des eaux, à l'existence sur les parois des tuyaux d'une matière incrustante riche en produits organiques qui, par leur décomposition, pouvaient parfois infecter l'eau et la rendre dangereuse. Cette opinion hypothétique nous paraît cependant prouvée par la constatation faite bien des fois de la présence d'anguilles, de moules, de chevrettes, retrouvées dans l'eau fournie aux habitants.

M. Locard, dans le numéro de la *Science illustrée* du 11 mai 1894, a publié un article dans lequel il dit que les conduites d'eau ne contiennent pas seulement des microbes aussi dangereux que petits, en plus ou moins grand nombre, mais qu'elles nourrissent également des animaux plus gros qui peuvent, eux aussi, constituer un danger pour la santé publique ; nous voulons parler des mollusques qui vivent en grand nombre dans ces conduites.

L'existence de ces mollusques dans les conduites d'eau est regrettable au point de vue hygiénique. Les corps des mollusques qui y meurent amènent forcément, en se décomposant, une corruption de l'eau qui cesse, dès lors, d'être saine et pure. Il s'y produit des ptomaines dont l'action nocive est incontestable et il y aurait un intérêt sérieux à combattre l'envahissement des conduites par les mollusques.

M. le docteur Rapin a eu l'occasion d'examiner les résidus retirés de tuyaux mis au rebut et il a pu observer que ces débris se composaient d'un assez grand nombre d'éléments différents : algues, coquillages, micro-organismes.

Ayant délayé une petite quantité de ce magma dans du bouillon stérilisé, il inocula, dans le tissu cellulaire sous-cutané, deux lapins du poids de 3 à 4 kilogrammes environ, chacun avec 3 centimètres cubes de ce mélange. L'un d'eux a succombé à la suite de cette inoculation, en 20 ou 30 heures, très probablement à une septicémie. Le second survit encore, mais il présente au niveau du point d'inoculation, tous les signes d'une inflammation localisée.

Ces résultats fournis par l'analyse bactériologique nous permettent d'expliquer maintenant les réserves que nous avions formulées à l'égard des dernières conclusions émises par M. Andouard, dans son rapport à M. le Maire, lorsqu'il disait : « *Les eaux du service d'eau ne s'améliorent pas en traversant la canalisation de la ville ; toutefois, c'est le fleuve lui-même qu'il faut surtout accuser.* »

Certes, nous reconnaissons que c'est le fleuve, réceptacle de toutes les déjections, qu'il faut accuser ; mais c'est aussi l'endroit déplorable où se fait la prise d'eau, quand on se rappelle que l'eau distribuée n'est nullement filtrée. Mais nous ajoutons que cette même eau, déjà contaminée par toutes les déjections, subit de nouveau une plus grande infection dans les conduits de la Compagnie, par suite de la décomposition des substances organiques qui y sont journellement déposées en raison de la circulation plus ou moins ralentie dans les tuyaux placés dans les quartiers élevés et où la pression va en diminuant.

Ne sont-ce pas les conditions dans lesquelles s'est trouvé tout le quartier Graslin qui, lui seul, a fourni 74 cas de fièvre typhoïde sur 133 observés dans toute la ville ?

Les faits suivants confirment notre opinion.

M. le Dr Rapin, dans ses analyses, constate la présence dans l'eau prise au domicile d'une victime, alimentée par cette eau du service, rue Gresset, 7, la présence, au 10e jour de culture, de 28,300 bactéries et de 28,400 moisissures. Total 56,700 micro-organismes par centimètre cube.

Laissons de côté ces moisissures que l'on pourrait peut-être ne pas considérer comme renfermant des éléments pathogènes, mais qui prouvent cependant l'impureté de l'eau distribuée, et étudions seulement les bactéries comptées. Or, un chiffre de 28,300 bactéries par centimètre cube, constaté au 10e jour de culture, pourrait tout d'abord être considéré comme suffisant pour regarder comme très suspecte l'eau qui les contiendrait; mais remarquons que ce chiffre est beaucoup insuffisant, car on sait que d'après les observations de tous les bactériologistes et de celles de M. Rapin lui-même, ce nombre de 28,300 ne représente que les deux tiers des bactéries contenues dans l'eau analysée. Si donc on reconstitue par le calcul le nombre total des bactéries, on arrive au chiffre très élevé de 42,450 bactéries contenues dans un centimètre cube de l'eau distribuée, par le service d'eau, aux habitants de la rue Gresset, 7.

Ce chiffre si élevé ne prouve-t-il pas la contamination plus profonde de l'eau de la Loire par son passage, son séjour plus ou moins prolongé dans des tuyaux incrustés tout le long de leurs parois de produits organiques en décomposition?

La preuve en est dans les résultats fournis par les analyses suivantes :

Laboratoire du docteur Miquel. Eau de la Loire, 13 septembre 1890. Moyenne : 24,000 bactéries par centimètre cube.

Laboratoire de M. Andouard. Eau de la Loire, du 26 février au 2 décembre 1893. Moyenne : 17,607 bactéries par centimètre cube.

Vers cette époque, M. le Dr Rapin avait trouvé un chiffre à peu près semblable.

Laboratoire de M. le Dr Rapin. Eau du service d'eau distribuée le 13 juin 1894 dans la maison de la rue Gresset, 7. Moyenne : 42,450 bactéries par centimètre cube.

Pourquoi alors 42,450 bactéries par centimètre cube dans l'eau du service d'eau de la rue Gresset, alors que la Loire n'en contient que 17,000 ou 24,000, si cette eau de la Loire n'était pas venue s'infecter dans les tuyaux de la Compagnie, si riches en produits organiques, et se trouver alors comme dans un véritable terrain de culture, multipliant ses bactéries et les chargeant de ptomaïnes ou toxines diverses consécutives à la décomposition morbide de tous ces mollusques. Alors on comprend comment tous ces facteurs pathogènes, de diverses natures, deviennent les agents directs de l'infection typhique.

N'en trouvons-nous pas encore la preuve dans cet empoisonnement rapide constaté par M. le Dr Rapin, à la suite des injections sous-cutanées pratiquées à l'aide d'une dissolution du magma organique prélevé sur les parois des tuyaux du service d'eau?

Il sera donc utile de tenir compte de ces observations lorsqu'une nouvelle eau viendra à être conduite pour la première fois dans ces canalisations plus ou moins contaminées.

Après l'exposé de tous ces faits, il nous paraît possible de formuler les conclusions suivantes :

1° L'épidémie de fièvre typhoïde qui a sévi à Nantes pendant les mois d'avril, mai, juin 1894, a pour origine la distribution d'une eau contaminée ;

2° Cette contamination est prouvée :

(*a*) Par les analyses chimiques qui indiquent la présence en grande quantité de matières organiques.

(*b*) Par les analyses bactériologiques qui ont décélé la présence de micro-organismes nombreux, parmi lesquels le bacille de la fièvre typhoïde a été constaté.

(*c*) Par la formation de ptomaïnes provenant de la décomposition des cadavres des mollusques nombreux, de diverses espèces, déposés sur les parois des tuyaux.

Ce que nous venons de dire pour l'origine de cette épidémie de fièvre typhoïde a été malheureusement vrai pour les épidémies de choléra 1892-1893 pendant lesquelles le bacille du choléra a été trouvé dans l'eau fournie aux habitants par les bornes-fontaines du quai des Constructions et de la rue du Roi-Baco.

En raison de toutes ces considérations, nous croyons:

1° Que le déplacement seul de la prise d'eau n'aura pas une grande valeur au point de vue hygiénique;

2° Que la stérilisation de l'eau, soit par une bonne filtration, soit par une distribution abondante, à tous les habitants, d'eaux de sources, est le seul moyen de s'opposer à l'apparition d'épidémies semblables ;

3° Que la construction d'égouts s'impose le plus vite possible pour éviter la contamination permanente du sous-sol.

Il importe donc, dans l'intérêt de notre population, que la ville de Nantes soit dotée, dans le plus bref délai, d'une distribution d'eau pure et d'égouts; aussi nous osons, Monsieur le Préfet, connaissant toute la sollicitude dévouée et éclairée que vous portez aux populations que vous administrez, vous prier de vouloir bien transmettre ce rapport à M. le Ministre de l'Intérieur afin que, s'il le juge convenable, il puisse en décider le renvoi à la direction de l'hygiène publique de France qui pourra alors demander au Conseil supérieur d'hygiène de France son avis sur le choix des divers moyens de filtration proposés par le Conseil départemental d'hygiène de la Loire-Inférieure et étudiés par l'Administration municipale.

Notre savant Maître, M. le professeur Brouardel, président du Conseil supérieur d'hygiène, qui, le premier, a osé écrire ces paroles, acceptées par tous les hygiénistes: « Une ville ne perd par la fièvre typhoïde ou par le choléra que le tribut que lui impose son eau d'alimentation », saura soutenir et défendre la cause pour laquelle nous luttons au nom de la santé publique.

Aussi est-ce sous son patronage éclairé que je viens vous prier, Monsieur le Préfet, de vouloir bien déposer les conclusions que j'ai l'honneur de vous soumettre.

Veuillez agréer, Monsieur le Préfet, l'hommage de mon respectueux dévouement.

Dr G. BERTIN,
Médecin des épidémies.

Mme ve Camille Mellinet, imp.— L. Mellinet et Cie, succrs.

www.ingramcontent.com/pod-product-compliance
Lightning Source LLC
LaVergne TN
LVHW052025160826
845678LV00003B/1219

* 9 7 8 2 3 2 9 6 4 6 1 1 4 *